AF611249

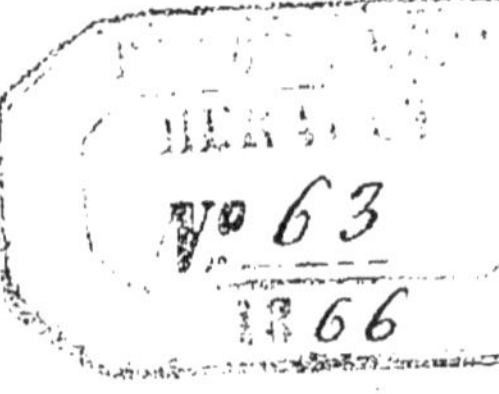

RELATION

DE

L'ÉPIDÉMIE CHOLÉRIQUE

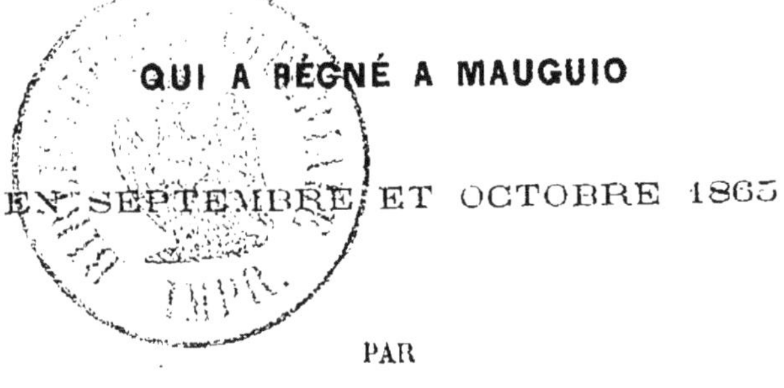

QUI A RÉGNÉ A MAUGUIO

EN SEPTEMBRE ET OCTOBRE 1865

PAR

AUGUSTE NOURRIGAT

(de Lunel)

Docteur en médecine à Mauguio (Hérault).

> Ils ne mouraient pas tous, mais tous étaient frappés.
>
> *Principiis obsta.*

MONTPELLIER

BOEHM & FILS, ÉDITEURS DU MONTPELLIER MÉDICAL

Place de l'Observatoire.

1865

RELATION

DE

L'ÉPIDÉMIE CHOLÉRIQUE

Qui a régné à MAUGUIO en septembre et octobre 1865

OUVRAGES DE L'AUTEUR

Considérations générales sur l'art de formuler. Montpellier, 1863, in-8°, 150 pages.

Quelques mots sur la formule en médecine. Montpellier, 1864; Mémoire de 66 pages in-4°.

De l'hémorrhagie utérine pendant les derniers mois de la gestation, et au moment du travail. Montpellier, 1864, in-8°, 70 pages.

Relation de l'épidémie cholérique qui a régné à Mauguio pendant les mois de septembre et octobre 1865. Montpellier, in-8°, 28 pages.

AUX HABITANTS

Du Canton de MAUGUIO.

Le Docteur NOURRIGAT.

Avant d'exposer les résultats de nos observations sur l'épidémie qui a semé la désolation et la mort dans la population de Mauguio, qu'il nous soit permis de témoigner hautement notre reconnaissance à M. le Préfet du département de l'Hérault, qui, dans sa sollicitude toute paternelle, a mandé trois fois des médecins de Montpellier : M. le professeur DUMAS, médecin des épidémies, et M. ESPAGNE, professeur-agrégé, pour rassurer les esprits de la population; à M. le docteur VIGIÉ, actuellement juge de paix, qui nous a aidé de ses lumières, et qui, le plus souvent, visitait les malades avec nous. Plusieurs familles doivent une large part de reconnaissance à M. le docteur LESCELLIÈRE-LAFOSSE, professeur-agrégé, appelé en consultation dans ces douloureuses circonstances. Nous n'oublierons pas M. GAYDA, le respectable curé de Mauguio, et M. VILLARET, son digne vicaire, qui, au milieu de ces cruelles épreuves, ont rivalisé de zèle et d'abnégation.

RELATION

DE

L'ÉPIDÉMIE CHOLÉRIQUE

QUI A RÉGNÉ A MAUGUIO

EN SEPTEMBRE ET OCTOBRE 1865

Le *choléra* a sévi à Mauguio dans des proportions énormes. Dans l'espace de quarante jours, du 6 septembre au 16 octobre, nous avons perdu *cinquante-six* personnes, ce qui fait plus d'un enterrement par jour, dans une localité où, d'ordinaire, il s'en fait à peine deux par semaine. Annuellement le chiffre de la mortalité varie entre soixante-cinq et soixante-et-quinze; et cette année, bien que nous ne soyons qu'au mois de novembre, nous comptons cent cinquante-huit décès. Ce qui a jeté l'épouvante parmi nous, ce sont les décès se produisant, en quelque sorte, par groupes : au lieu d'arriver successivement jour par jour, nous restions quatre ou cinq jours sans voir mourir personne ; puis tout à coup, dans une nuit, cinq ou six personnes étaient enlevées en quelques heures, bien que les apparences de l'état de leur santé, la veille, n'eussent pu laisser soupçonner une pareille catastrophe. Le dimanche 8 octobre, nous comptions, à midi, dix cadavres étendus dans leur lit ; chiffre vraiment effrayant et peut-être encore sans précédents relativement à une population inférieure à 2,500 habitants ; on fit sept enterrements dans la journée, et la panique était tellement grande, que les vivants étaient aussi pâles que les morts. Dans la journée du lundi 9 courant, cent cinquante personnes émigrèrent ; je fus moi-même atteint par le fléau, et je dus mon rétablissement à l'usage du laudanum de Sydenham, poussé jusqu'au narcotisme.

Il ne faut pas croire que nous ayons eu cinquante-six décès cholériques ; non, nous en comptons *quarante;* mais il m'a paru que les maladies intercurrentes qui ont emporté les seize autres personnes, ont été malignement influencées par le terrible fléau, et qu'elles n'auraient pas été probablement mortelles pour la plupart, si cette affreuse constitution épidémique n'y avait apposé son cachet destructeur.

Quelle est la cause essentielle, spécifique du choléra?

Vient-elle de la présence d'êtres microscopiques (végétaux ou animaux), disséminés dans l'air que nous respirons; dépend-elle d'un gaz particulier ; est-ce une modification des composants de l'air, un excès ou un défaut de fluide électrique ou électro-magnétique dans l'atmosphère, qui porte à notre pauvre économie une atteinte si profonde et si souvent mortelle? Je ne sais en quoi consiste cette modification qui nous modifie si mal. Est-elle primitivement organique? Est-elle primitivement vitale? *Non licet inter nos tantos tantas componere lites.* Qui oserait se prononcer entre Paris et Montpellier? Cependant, si l'on réfléchit à l'augmentation excessive des sécrétions intestinales, et que l'on considère que cette abondance des liquides sécrétés ne doit pas son origine à une inflammation de la muqueuse, puisque dans la plupart des cas on n'en rencontre aucune trace, et que cette inflammation n'est que secondaire, lorsquelle existe, c'est dans le système nerveux qu'on doit rechercher la cause de cet état pathologique.

Nous pouvons constater seulement que la cause première du choléra agit sur la vitalité du système nerveux, tant de la vie organique que de la vie animale, c'est-à-dire qu'elle a localisé son action sur le système nerveux en général. Nous devrons attendre que la lumière se fasse, car toutes les expériences tentées jusqu'à ce jour ont été le plus souvent contradictoires.

Si nous ne connaissons pas la cause essentielle,

formelle, efficiente du choléra, nous connaissons les causes prédisposantes et déterminantes.

Les auteurs en énumèrent un grand nombre. On a dit que le choléra avait été si terrible à Mauguio, parce que le village est sale ; à cela nous répondrons que Mauguio n'est pas plus sale que Candillargues, que Frontignan, Vic, Mireval, Villeneuve, Aigues-Mortes et tant d'autres localités voisines de la mer, des étangs ou des marais, et qu'il se trouve dans les mêmes conditions, sous le rapport du climat, de l'air, de l'eau, etc., etc. ; et cependant ces localités que je viens de citer, n'ont pas été frappées comme Mauguio. Pourquoi Lunel fut-il si rudement atteint en 1835 ? et pourquoi Mauguio fut-il épargné à cette époque ? Alors, cependant (*à ce qu'on nous raconte*), Mauguio n'était pas ce qu'il est aujourd'hui, sous le rapport de la propreté et des autres conditions de salubrité que l'hygiène indique ; pourquoi maintenant Mauguio a-t-il été si cruellement éprouvé, lorsque Lunel, Aigues-Mortes, etc., n'ont pas eu à souffrir ?

Comme cause prédisposante, on a encore accusé la misère, et par conséquent les privations et la malpropreté, ses compagnes inséparables. Cette accusation semblerait bien justifiée par ce fait que, sur quarante cas de choléra, il n'y en a eu que deux dans ce qu'on appelle les maisons riches ; mais ici, comme dans toutes les petites communes rurales, du reste, l'agriculture étant la principale occupation des habitants, les habitudes diffèrent peu entre les classes, et les riches ne prennent pas des soins exceptionnels pour leur santé ; on peut dire qu'eu égard aux conditions hygiéniques au milieu desquelles ils vivent, on chercherait vainement à signaler des différences marquées entre les diverses classes de la population. Nous ne dirons pas que les pauvres, les souffreteux ont été épargnés ; mais la maladie a sévi plus particulièrement sur la classe moyenne, qui, au point de vue de la propreté et des soins, n'a, sans contredit, rien à envier à la classe plus aisée. Ne cherchons donc pas la cause prédisposante de l'épidémie dans le défaut d'entretien, de soins et de propreté ; s'il nous fallait en assigner une dans cette circonstance (je parle de Mauguio seulement), j'indiquerais le délabrement de la constitution, l'affaiblissement de l'énergie vitale provenant de la fâcheuse influence des fièvres intermittentes de mauvais caractère qui ont affligé notre population pendant les quatre ou cinq mois de chaleur caniculaire que nous venons de traverser. Les trois-quarts au moins des individus qui ont été atteints du choléra, étaient encore, au moment de l'invasion, ou avaient été fortement secoués par des fièvres d'accès plus ou moins graves.

Un grand nombre de ces malheureux s'étaient livrés à des empiriques, et avaient employé toute sorte de moyens plus ou moins irrationnels pour se débarrasser de leurs maux ; d'autres avaient acheté chez certaines femmes, ou chez des épiciers, des médicaments très-actifs qu'ils se prescrivaient eux-mêmes.

De tous ces abus avaient résulté des engorgements des viscères abdominaux, des altérations plus ou moins profondes du cœur ou de l'appareil respiratoire; en un mot, tout l'organisme était en souffrance, et de là une grande mortalité avant même l'invasion du choléra dans Mauguio.

Mauguio était rempli de convalescents et de malades, et c'est sur eux presque exclusivement que le choléra a sévi. Tous ceux qui ont succombé étaient *tarés*, disaient entre eux nos pauvres paysans pour se faire illusion et se donner des garanties contre la peur; et cependant, ils disaient la vérité.

L'âge, le sexe, le tempérament et la profession ne me paraissent pas avoir influé d'une manière particulière. Nous comptons des victimes en proportions égales parmi les hommes, les femmes et les enfants. Les enfants à la mamelle ne sont pas compris dans la dernière catégorie, car il ne me souvient pas d'en avoir vu mourir un seul du choléra, ni d'avoir ouï dire qu'ailleurs un seul ait été atteint de cette épidémie.

Quant aux circonstances atmosphériques, nous avons remarqué que les cas étaient plus nombreux lorsque le vent soufflait du sud-est ou de l'est, et ce vent a soufflé presque constamment depuis le mois de septembre (1er septembre) jusqu'au milieu du mois d'octobre.

Voici pour les circonstances locales. La rue qui a fourni le plus de victimes est celle qui va du chemin de Lunel à celui de Montpellier, en traversant Mauguio dans la direction du nord-est au sud-ouest : c'est la plus grande et la mieux aérée de toutes nos rues ; vient ensuite une rue qui va du pont de Montpellier à la rue de la Cure, dans la direction de l'ouest à l'est.

Les maisons de ces deux rues sont la plupart sans basse-cour et peut-être moins aérées qu'il ne le faudrait ; celles qui ont des basses-cours peuvent être considérées comme des foyers d'infection, car dans ces dernières, les eaux n'ayant pas d'écoulement et les fumiers y fermentant depuis le mois de mai jusqu'à l'époque du labour, les matières en putréfaction peuvent, par les gaz qu'elles laissent dégager, contribuer à l'insalubrité du pays. Les mêmes raisons pourraient être invoquées contre la plus grande partie des rues de Mauguio; et si nous demandons pourquoi le choléra a principalement choisi des victimes dans ces deux rues, nous aurons une nouvelle preuve que ce n'est pas dans le défaut d'aération qu'il faut chercher la cause prédisposante de cette épidémie. La cause prédisposante la plus sérieuse et la plus active, est assurément la *constitution médicale épidémique*. Il est hors de doute, et l'expérience l'a constaté depuis longtemps, que les qualités de l'air et des aliments exercent une grande influence sur l'organisation humaine.

Les courants atmosphériques servant de véhicule aux miasmes délétères et aux myriades d'êtres microscopiques (végétaux ou animaux) qui s'échappent des marais à l'époque de leur dessèchement annuel, les transportent souvent dans les lieux les plus éloignés.

Ces cas, assez fréquents sur les côtes de la mer, dans le voisinage des marais salants, dans l'intérieur même des terres, dans les lieux entourés de marécages et des étangs, forment une lisière de terrain où les habitants sont naturellement frappés de fièvres endémiques dont l'apparition coïncide toujours avec ces mêmes époques de l'année.

Si l'invasion du choléra a eu lieu quelquefois soudainement, avec toute son intensité et tous ses dangers, le plus souvent c'est après que l'influence épidémique s'est généralisée, que les attaques foudroyantes apparaissent; elles n'atteignent d'abord qu'un petit nombre de personnes, au milieu d'une population toute maladive. Quel médecin, en effet, appelé auprès d'un cholérique, ne s'est vu consulté par les amis, parents ou voisins du malade, inquiets sur leur propre santé et se plaignant, pour la plupart, de lassitudes accablantes, de douleurs vagues dans les membres, d'étourdissements, de céphalalgie, d'inappétence et de nausées? A ces phénomènes se joignaient bientôt des borborygmes, des coliques sourdes de plus en plus douloureuses et bientôt suivies de diarrhée. C'est là la manifestation de l'influence épidémique ; c'est cet état que les deux tiers des habitants de Mauguio ont eu à subir avant de voir se déclarer le cortége effrayant des symptômes du choléra.

La constitution médicale épidémique, que nous venons de signaler comme la plus active des causes prédisposantes, devra compter en première ligne parmi les causes déterminantes.

Après elle, nous noterons comme étant les plus dangereuses, un profond chagrin, la colère, les craintes, les émotions morales vives etc. Toutes ces causes n'agiront qu'à la condition expresse que le sujet sera déjà prédisposé à l'épidémie. Nous avons vu un cas de choléra à la suite d'une violente colère ; un second cas, dont la durée a été de dix heures, a éclaté après la concentration d'une douleur morale très-vive (une contestation sérieuse ayant eu lieu entre le père et le fils) ; un troisième individu fut pris du choléra, après une nuit d'excès dans les plaisirs de l'amour : il fut enlevé en dix-huit heures. Deux autres individus ont été atteints après une débauche de vin : l'un a succombé en quatorze heures, l'autre fut transporté à Montpellier au moment de l'invasion, et y mourut vingt heures après. Ces trois derniers étaient des sujets d'une excellente constitution ; les deux premiers étaient, au contraire, maladifs depuis longtemps. — Il est probable que ces cinq individus ne seraient pas morts si le choléra n'avait pas plané en ce moment sur notre pays. Le choléra a fait ici comme font toutes les maladies épidémiques : il a emporté tous ceux qui sont allés au-devant de lui, en s'abandonnant à ces mouvements passionnels qui détruisent cet équilibre des forces vitales, indispensable pour la régularité des fonctions qui résistent à la mort.

Comme nous l'avons déjà dit, l'invasion des épidémies est souvent précédée d'un état maladif, moins grave, quoique de même nature, qui s'étend sur la presque totalité de la population. Ce phénomène s'est reproduit pour le choléra-morbus, dont l'approche a partout été annoncée (je parle de Mauguio) par de nombreux dérangements gastriques et intestinaux. — Tous nos malades, avant l'invasion du choléra, étaient porteurs d'une diarrhée séreuse abondante, dont ils s'inquiétaient peu ; elle était accompagnée ou précédée de presque tous les phénomènes que nous avons signalés plus haut : c'est là ce que nous désignerons sous le nom *d'état cholérique*. Lorsque cette diarrhée, appelée par les auteurs diarrhée *prodromique* ou diarrhée *prémonitoire*, n'était pas enrayée de bonne heure par des moyens appropriés, ou que les malades se soumettaient aux prescriptions d'un charlatanisme aveugle, ils ne tardaient pas à voir cette indisposition revêtir des formes plus graves : ils étaient arrivés à la première période du choléra, ou période d'invasion. C'était d'abord une véritable continuation de l'état cholérique, dont les symptômes s'aggravaient, soit spontanément, soit sous l'influence de quelque imprudence ou de quelque émotion morale. — Les malades accusaient des douleurs plus vives à l'épigastre et à la région ombilicale. — Les déjections alvines et les nausées étaient plus fréquentes ; ensuite des vomissements de matière mucoso-bilieuse, une inquiétude générale et des contractions dans les membres, commençaient à se manifester. — La diarrhée changeait aussi de caractère : de séreuse qu'elle était, elle devenait quelquefois jaunâtre, bilieuse ; mais chez le plus grand nombre elle était formée d'un liquide séro-albumineux que l'on a comparé, avec raison, à du petit-lait mal clarifié, au milieu duquel nagent des flocons analogues à des grains de riz bien cuits. Puis venaient les crampes, qui débutaient toujours par les extrémités inférieures ; assez rares d'abord, elles devenaient de plus en plus fréquentes et atteignaient successivement les jambes, les cuisses, les avant-bras et les bras.

La face offrait déjà à cette époque un premier degré d'altération, les yeux s'injectaient, le pouls devenait plus faible ; la langue, blanche, se couvrait de mucosités, la voix faiblissait.

A cette première période, dans laquelle des secours prompts et énergiques ont sauvé beaucoup de malades, succédait rapidement la seconde, que l'on nomme *période algide*, dans laquelle la science est trop souvent impuissante.

Voici ce que nous avons observé :

Les crampes, qui d'abord étaient rares, se renouvelaient alors fréquemment et prenaient quelquefois la véritable forme convulsive. Le corps, devenu froid, se recouvrait d'une sueur visqueuse également froide. Les extrémités, glacées, offraient chez les sujets qui travaillent à l'ardeur du soleil, une couleur ardoisée et quelquefois bronzée.

Les personnes à teint délicat et à peau blanche présentaient une couleur violacée, parce que chez elles la transparence dermoïde est plus grande. Ces mêmes colorations s'étaient reproduites par plaques, sur différentes parties du corps, chez deux individus. Les mains et les pieds, où l'on pouvait observer le mieux la coloration dont nous parlons, étaient plissés, ridés et comme macérés ; en un mot, la peau était comme grimée. L'haleine et la langue étaient froides, cette dernière avait une couleur d'étain. Les lèvres, dans certains cas, présentaient une couleur lie de vin.

La respiration était anxieuse, opprimée, les muscles inspirateurs se soulevaient à peine, et le diaphragme opérait presque seul. Le pouls était fréquent, mais petit, déprimé, filiforme. Les yeux, enfoncés dans les orbites, exprimaient la terreur encore plus que la souffrance, ils étaient entourés par un cercle large et noirâtre.

Les urines étaient complètement supprimées. Les malades parlaient peu, et leur voix était si affaiblie qu'on pouvait à peine les entendre. Ce n'était pas de l'aphonie, ni de l'alalie, puisqu'ils parlaient en faisant effort; mais cet effort devait être bien pénible, car ils ne répondaient que par monosyllabes, remuant à peine les lèvres et pas du tout les mâchoires.

On pourrait dire qu'ils exhalaient les mots par le moyen des muscles du cou et de l'abdomen, dont on apercevait les contractions. Ce n'était pas de l'aphonie, mais ce n'était pas non plus de la mussitation. La prostration était extrême, et les malades, hors des moments de crise, n'exerçaient plus aucun mouvement; ils restaient dans le décubitus dorsal, et d'une voix dont le son était comme fêlé, ils demandaient de l'eau froide, pour calmer leur soif inextinguible.

Un tel état de choses ne pouvait se prolonger au-delà de certaines limites. Les malades mouraient au bout d'une période qui avait été une longue agonie. Si, chez quelques-uns, sous l'influence d'un traitement actif, la réaction s'opérait, ils franchissaient la seconde période, pour passer à la troisième, dite de réaction.

Ici, la peau conservait pendant un temps plus ou moins long sa teinte violacée ou ardoisée, la chaleur se rétablissait, et la peau ne cessait que lentement d'être halitueuse. La langue ne changeait pas d'aspect, et les traits de la face exprimaient plutôt l'abattement que la souffrance. Les douleurs nerveuses étaient considérablement amendées, souvent même elles avaient entièrement disparu.

La chaleur étant établie, les selles diminuaient de fréquence, mais l'écoulement des urines ne se faisait quelquefois que le lendemain et même le surlendemain. Lorsque la douleur diaphragmatique était très-prononcée, elle persistait si l'on ne dirigeait contre elle des moyens appropriés. Le pouls, d'insensible qu'il avait été, battait lentement et offrait parfois quelques irrégularités. Enfin, l'équilibre semblait vouloir s'établir dans l'organisme. Excepté quelques cas dans lesquels la réaction s'est faite assez franchement, on remarquait, chez le plus grand nombre, un état de faiblesse accompagné d'une tendance marquée au retour de *l'état algide*, et cet ensemble constituait le caractère le plus remarquable, l'élément essentiel de ces réactions. Elles étaient lentes et difficiles, se faisaient attendre plusieurs jours, et chez quelques-uns la maladie a duré plus d'un mois.

Chez tous nos malades, la convalescence a été longue, ils ont été longtemps faibles, pâles et amaigris; les forces digestives sont restées languissantes, le système nerveux a conservé une grande susceptibilité; plusieurs d'entre eux ne sont pas encore complètement rétablis. Ceux chez lesquels la réaction ne s'établissait pas franchement, étaient emportés par une congestion cérébrale ou pulmonaire.

TRAITEMENT.

Le traitement que nous avons dirigé contre cette épidémie consistait dans l'emploi des moyens suivants :

Pour enrayer la diarrhée prodromique, qui est le caractère le plus saillant de l'état cholérique, nous avons employé avec le plus grand succès la potion suivante :

Pr. : Sulfate d'alumine et de potasse. 1 gr. 50 centigr.
Laudanum de Sydenham...... 15 gouttes.
Eau distillée de mélisse }
— — de laitue } *ãã*.. 50 gram.
Sirop simple................ 30 gram.
Mêlez et donnez en trois doses égales dans la journée.

Une seule potion a été toujours suffisante. Lorsque cette diarrhée était trop abondante, nous faisions prendre la même potion ; mais les trois doses devaient être prises à deux heures d'intervalle l'une de l'autre. Avec la diarrhée, tous les autres accidents disparaissaient.

Dans la première période, où il fallait calmer l'état de spasme dont l'épigastre était le siége et modérer l'abondance des évacuations, on appliquait sur la région épigastrique de larges sinapismes préparés à l'eau fraîche, quelquefois on remplaçait le sinapisme par un large vésicatoire fortement cantharidé et camphré. Ces topiques dérivatifs calmaient souvent la susceptibilité de l'estomac et la constriction épigastrique A l'intérieur, on administrait la même potion que ci-dessus, en trois doses, dans l'espace d'une heure, et lorsqu'elle n'était pas assez efficace, on employait la glace en petits morceaux et le suc d'un citron. On opérait de la manière suivante : dans une cuillerée à bouche, à demi-pleine de sucre pulvérisé, on exprimait le suc d'un citron, et l'on donnait le mélange au malade, en même temps qu'un morceau de glace de la grosseur d'une forte noisette; — le tout devait être avalé, afin que la glace arrivât entière dans l'estomac. On pratiquait des frictions anodines sur les membres pour calmer les crampes, et l'on donnait la potion ci-dessus en lavement.

Avec l'établissement de l'*état algide* se présentaient de nouvelles indications; — on devait chercher à ranimer la chaleur vitale prête à s'éteindre, et à exciter les fonctions de la respiration. A l'intérieur, on administrait la glace par la bouche, et toujours la potion ci-dessus indiquée, non édulcorée, en lavement. A l'extérieur, on ajoutait à ce qui avait été prescrit dans la première période, des vésicatoires à la partie interne des cuisses, des frictions stimulantes sur tous les membres et la colonne vertébrale, avec un des deux mélanges suivants, après avoir fait au préalable des frictions sèches avec la flanelle.

Mélanges pour frictions.

Pr. : Liniment de Rosen
Alcoolat de genièvre } *ââ*.... parties égales.
Alcool camphré
Mêlez.

ou bien :

Pr. :		
Camphre pulvérisé.	15	grammes.
Éther sulfurique.........	20	—
Ammoniaque liquide......	60	—
Huile d'amandes douces...	25	—

Mêlez.

Pour compléter enfin les moyens les plus propres à produire une réaction salutaire, nous faisions appliquer d'ordinaire des sinapismes aux extrémités, et le malade devait être roulé dans une forte couverture de laine ; il fallait ensuite établir une chaleur artificielle dans le lit du patient, au moyen de linges chauds ou de bouteilles en grès remplies d'eau chaude.

CONCLUSIONS.

Il me paraît ressortir de l'exposé qui précède :

1° Que l'épidémie présente trois périodes bien distinctes. La première, que j'appellerai période d'invasion ou *constitution médicale épidémique*, et qui tire sa source des causes prédisposantes, s'annonce par une inquiétude chez la généralité des habitants, accompagnée de lassitudes accablantes, de douleurs vagues dans les membres, d'étourdissements, de céphalalgie, d'inappétence, de nausées, etc., bientôt suivies d'autres symptômes que je décris.

Le traitement indiqué, et dont j'ai obtenu les plus heureux effets dans cette première période de l'épidémie, lorsque, appelé à temps, j'ai pu le faire administrer, en arrêtant les progrès du mal, a considérablement diminué le nombre des victimes.

Les émotions de toute nature, telles qu'un vif chagrin, la colère, la crainte, les sensations ardentes, les excès de tout genre, etc., pouvant encore précipiter le cours de ces causes prédisposantes, ainsi que j'ai eu la douleur de le constater, il convient de les éviter avec soin.

Ces symptômes précurseurs, qui cèdent souvent à un léger traitement, s'il ne survient de nouvelles complications, peuvent aussi être aggravés par des remèdes empiriques qu'une coupable cupidité, spéculant sur la crédulité publique, ne rend que trop communs dans d'aussi douloureuses circonstances.

2° La deuxième période, nommée *algide*, dans laquelle la science est trop souvent impuissante, est signalée par les crampes, qui se transforment quelquefois en de véritables convulsions, accompagnées ou suivies d'un froid glacial et de symptômes encore plus alarmants, que je décris également avec plus de détail, et emportent le plus souvent le malade après une longue agonie.

Sous l'influence d'un traitement actif et énergique, une réaction peut s'opérer et conduire à la troisième période.

3° Dans cette période, dite de *réaction*, le rétablissement est fort lent, si même un retour à l'état algide ne vient parfois emporter le sujet.

4° Enfin, malgré le milieu défavorable dans lequel se trouve placée la population de Maugnio, et le nombre considérable de malades constaté dans un aussi court espace de temps, la commune n'a eu à enregistrer, dans une période de quarante jours (du 6 septembre au 16 octobre) que cinquante-six décès, dont *quarante cholériques* seulement, ce qui réduit la mortalité à cinquante pour cent sur le nombre des cas survenus, et à deux et un quart pour cent sur celui de la population.

C'est encore beaucoup trop, sans doute, sur une aussi faible agglomération; mais dans ces malheureuses circonstances, aggravées par la position exceptionnelle de Mauguio, au centre des marécages qui, à l'époque de leur dessèchement annuel, deviennent des foyers permanents de miasmes putrides qui s'échappent des matières animales et végétales alors en putréfaction, il m'a cependant été démontré que, en dehors des moyens généraux d'hygiène publique que l'on ne doit pas négliger, et dont les prescriptions n'ont pu échapper à la vigilance d'une sage et prévoyante administration, des soins donnés à propos et dès l'apparition des symptômes précurseurs, en enrayant la marche du fléau, peuvent sauver bien des victimes.

Telles sont les observations que j'ai constatées dans cette rude épreuve, à laquelle j'ai dû même payer mon tribut, et les traitements que j'ai opposés à ses ravages; je les signale à la bienveillante attention de mes honorables confrères, heureux si, par ce faible labeur, je puis apporter quelque soulagement à l'humanité, objet de nos mutuelles et constantes études.

FIN.

www.ingramcontent.com/pod-product-compliance
Ingram Content Group UK Ltd.
Pitfield, Milton Keynes, MK11 3LW, UK
UKHW020404250726
13967UKWH00005B/2455